AF315457

LES

SANATORIUMS DE FORTUNE

POUR

TUBERCULEUX PAUVRES

PAR

M. Raoul BRUNON

Membre correspondant de l'Academie de Médecine,
Directeur de l'École de Médecine de Rouen.

ROUEN

IMPRIMERIE J. GIRIEUD ET Cⁱᵉ
58, rue des Carmes, 58.

—

1901

HYGIÈNE PUBLIQUE

Les « Sanatoriums de fortune » pour tuberculeux pauvres

Par M. Raoul BRUNON

Membre correspondant de l'Académie de Médecine
Directeur de l'École de Médecine de Rouen

Les médecins n'ont pas attendu les théories actuelles pour chercher un traitement efficace de la tuberculose pulmonaire. De tout temps et dans tous les pays ils se sont préoccupés du triste sort des tuberculeux dans les hôpitaux. C'était leur rôle et leur tradition. L'habitude de vivre au contact de ceux qui souffrent leur a donné une âme capable d'altruisme. On peut dire que, de tout temps, les médecins ont formé l'Internationale de la Pitié. Leurs efforts ont été considérables. Les traitements proposés ont été innombrables. Le dernier est vraiment le seul qui paraisse donner des résultats solides; c'est le traitement par l'air, *c'est la cure d'air.*

Depuis une vingtaine d'années on en parle dans les milieux médicaux. On attribuait d'abord, les résultats obtenus à l'altitude. *La cure d'altitude* fut longtemps à la mode et nos malades s'exilaient dans la haute Engadine. Puis on commença à croire que le rôle de l'altitude n'était que secondaire et que la cure pouvait se faire partout où il y avait de l'air pur, frais et renouvelé. Et ce fut là un grand progrès, car il conduisait les médecins à se préoccuper des dangers de l'air confiné. Nous avons tous vu le professeur Peter ouvrant largement les fenêtres de ses salles, au grand étonnement et au grand scandale de ceux qui renfermaient les « tousseurs » dans des rideaux. Enfin, à la suite de l'Allemagne, la notion de la cure d'air se transforma en cette idée que le sanatorium résume toute la thérapeutique tuberculeuse.

Aujourd'hui l'engouement est grand. Le sanatorium est à la mode. On ne parle plus que de lui et beaucoup pensent que le moment est peut-être venu de s'en servir pendant qu'il guérit.

L'opinion française fut lente à s'émouvoir sur tous ces points. Le Français si versatile en politique, est conservateur dans ses opinions scientifiques. M. Jaccoud, M. Grancher, M. Landouzy et d'autres avaient beau publier de belles leçons sur la matière, on

---

(1) Communication faite à l'Académie de Médecine. (Séance du 2 avril 1901.)

restait indifférent. Me permettra-t-on de dire qu'un des premiers dans la presse médicale de province je signalai la courageuse initiative de Sabourin créant le sanatorium du Vernet? (1) J'avais encore l'imagination remplie du spectacle des pauvres tuberculeux des hôpitaux de Paris perdus dans le coin des salles, et chez Sabourin j'avais vu des tuberculeux guéris ! Je m'imaginais que j'allais faire partager mon enthousiasme pour les sanatoriums ! Le récit de mon voyage au Vernet passa complètement inaperçu devant l'indifférence de mes confrères locaux. Et cependant, à ce moment, la tuberculose frappait rudement le corps médical rouennais. La question n'était pas mûre.

Un peu plus tard je fis la même tentative en publiant des cas très améliorés à Davos (2) et un de mes maîtres me dit à ce propos : « Vous croyez à la guérison de la tuberculose, vous? »

Depuis ce temps la question a progressé et l'indifférence s'est transformée en enthousiasme. Un grand nombres de médecins rêvent une France couverte de sanatoriums. Tout le monde répète, après M. Brouardel, qu'il meurt 150,000 tuberculeux par an et le public s'imagine qu'il suffira de faire surgir un grand nombre de sanatoriums pour que nous perdions 150,000 compatriotes de moins chaque année.

A la moindre objection la réponse est toute prête : Voyez ce qu'ont fait les Allemands.

Les Allemands vivent à une époque de leur histoire où ils peuvent faire grand, même une expérience dangereuse. Et, tout en faisant des réserves sur les résultats publiés par eux, on peut dire qu'ils ont raison de faire ce qu'ils font. En France pouvons-nous, devons-nous les imiter? La question est beaucoup plus complexe que ne le croient les esprits simplistes (et généreux) qui mènent la campagne pour la construction de sanatoriums populaires.

Chacun de nous a eu l'amour du sanatorium à un moment de sa vie, comme il a eu la rougeole. Puis, au contact des grosses difficultés de la vie pratique du médecin, on s'est vu forcé de plier ses principes devant les exigences du malade. Celui-ci est peu fortuné. Celui-là ne peut pas abandonner sa famille. La famille de cet

---

(1) *Normandie Méd.*, 1891.

(2) Traitement de la tuberculose dans les sanatoria (*Normandie méd.*, 1893).

autre ne veut pas se séparer de lui. Devant tel malade il ne faut pas prononcer le mot de sanatorium. Tel autre ne veut pas changer de direction médicale. Et tous s'accordent à dire: je ne veux pas être enrégimenté, je ne veux pas être caserné!

De toute ces difficultés est née l'idée du *home sanatorium* de M. Landouzy, et sont sortis les principes de *cure libre* de M. Lalesque. Poussé par les mêmes exigences, nous avons fait l'essai, depuis 1892, de la *cure libre en Normandie* (1), et nos résultats peuvent soutenir la comparaison avec les résultats des sanatoriums allemands. Nous obtenons dix-huit guérisons ou améliorations équivalentes sur soixante malades pris en bloc.

Plusieurs confrères, parmi lesquels je citerai M. Petitclerc, de Rouen, et M. Delabrosse, de Cany, ont publié des cas semblables aux nôtres.

Tous ces tuberculeux se sont guéris par la vie de plein air à la campagne, par la *cure libre* faite dans n'importe quelle maison de campagne : cabane ou château.

Notre idée première, à tous, avait été de diriger nos malades sur un vrai sanatoruim, mais la fortune modeste de nos clients ou leurs convenances avaient mis obstacle à notre projet. C'est donc malgré nous et par hasard, que nous avons obtenu des succès sans l'aide du sanatorium, et ce sont des raisons d'économie qui nous nous ont forcé la main.

Pourquoi ne pas faire pour les tuberculeux des hôpitaux ce que l'on est obligé de faire pour les malades peu riches?

Les malades indigents ne peuvent être traités que réunis et hospitalisés. C'est vrai. Mais alors, pourquoi ne pas les installer à la campagne, au grand air, dans des bâtiments déjà existants, comme se sont installés nos clients de la ville ?

Et si on s'obstine à ne vouloir soigner les tuberculeux que dans un vrai sanatorium construit spécialement suivant toutes les règles de l'art, dans combien d'années pourra-t-on commencer le traitement? au prix de quelles dépenses? avec quelles ressources? et pour quels résultats? — Personne ne le sait.

Il serait puéril de ne pas poser ces questions.

Les Allemands ont fait un colossal effort. Quel résultat ont-ils

______

(1, La cure libre en Normandie (*Revue de Médecine*, août 1900).

obtenu ? On nous répond : la mortalité des tuberculeux a baissé de 2 pour 1000. Deux pour mille (1)!

En France, deux millions ont été depensés pour la construction du sanatorium d'Angicourt. Combien contient-il de lits ? Réponse : 165. Cent soixante-cinq (2) !

Or, on estime à 300,000 le nombre de tuberculeux indigents à hospitaliser (Letulle).

Si ces chiffres sont réellement exacts, ils démontrent que le projet de synthétiser le traitement des tuberculeux indigents dans la constrution de sanatoriums est illusoire.

— Mais alors il faut se croiser les bras et ne rien faire ? — Non.

Si on pouvait prendre la question de très haut, il faudrait, non pas chercher à arrêter l'évolution de la tuberculose, mais travailler à empêcher son éclosion.

Les grandes causes de la tuberculisation sont: d'abord l'alcoolisme ; puis l'air confiné des logis d'ouvriers et des immenses bâtisses des bourgeois; enfin, l'ignorance par tous, des lois de l'hygiène. Voilà les points qu'il faudrait attaquer. Et ils l'on été victorieusement en Angleterre, en Suède et en Norwège. Tout le monde, parmi nous, connaît la valeur de ces questions primordiales, mais on n'a pas le courage de les affronter. On se réfugie dans la pensée consolante que le sanatorium sera la panacée faisant face à tout.

Mais si, au lieu de prendre la question de haut, il semble plus pratique de courir au plus pressé, nous proposons de créer, immédiatement, des « sanatoriums de fortune » dans des bâtiments déjà existants. Et nous nous élevons contre l'idée de construire à grands frais des bâtiments à la mode allemande.

Il faut remarquer que Sabourin, en créant le sanatorium du Vernet, s'est bien gardé de se lancer dans des constructions monumentales, il a tiré parti de bâtiments qu'il a transformés. Il a suivi la même méthode quand il a fondé le sanatorium de Durtol qui est installé dans un vieux château du XVI° siècle. Giresse, en prenant la direction du Vernet, n'a pas songé à élever des constructions nouvelles. Il en est de même pour le sanatorium de

---

(1) D' Lachâtre (*Le Centre médical,* 1er mars 1901).
(2) D' Touvenaint (*Rev. intern. de méd. et de chir.,* mars 1901).

Trespoey, près de Pau, son directeur, M. Crouzet, a fort habilement utilisé une maison de campagne, qui n'a pas l'aspect caserne du « sanatorium idéal » qu'on nous prône sans cesse.

Voilà ce qu'on fait des hommes pratiques se méfiant des comptes d'architectes. Quelle a été leur idée conductrice ? Obtenir le maximum d'effet au meilleur marché possible. Tel doit être l'objectif du corps médical des hôpitaux : faire toutes les économies possibles sur le bâtiment. Je le sais bien, quand le bâtiment va, tout va. Mais, est-ce une œuvre humanitaire que poursuivent les partisans des sanatoriums ou un idéal de bâtisseurs ? La folie de la bâtisse ne sévit que trop en France. Ceux qui ont la garde du bien des pauvres doivent se prémunir contre elle.

Que faut-il pour guérir la tuberculose ? D'abord *de l'air, de l'air pur*. Tout le reste : le régime, le climat, la température, l'état des locaux, les traitements spéciaux, tout cela ne sont que des adjuvances utiles, mais d'un intérêt secondaire. Avant tout, il faut *centrifuger* les malades, comme le dit Letulle.

C'est pour arriver rapidement à ce but que nous avons demandé aux hôpitaux de Rouen de ne pas s'attarder à la construction d'un sanatorium, mais de transporter d'emblée les tuberculeux susceptibles de guérison, dans un local quelconque (ferme, villa ou château), où ils pourront faire la cure comme la font, du jour au lendemain, nos clients de la ville qui n'ont pas le moyen d'aller sous le brillant soleil du midi, et qui louent une maisonnette à la campagne pour trois cents francs par an.

Le 16 juin 1899, nous avons adressé un premier rapport aux administrateurs des hôpitaux, et nous disions : « La construction « d'un établissement spécial n'est pas indispensable pour sou- « mettre les malades à la cure. Nous proposons de les installer sur « les côteaux voisins de Rouen, dans des maisons louées ou « achetées par les hôpitaux dans ce but. »

Le 1ᵉʳ novembre 1900, voyant que nos idées trouvaient un appui parmi quelques-uns de nos collègues, nous revenions à la charge avec un deuxième rapport adressé aux hôpitaux et disant que, de plus en plus, « on tendait à admettre que la cure d'air peut se faire avec efficacité sous tous les climats, partout où il y a un air pur. »

Enfin, le 13 février dernier, cinq médecins des hôpitaux,

MM. Paul Olivier, Petitclerc, Raoul Brunon, Lerefail, Didier, adressaient à l'administration la lettre suivante :

« MESSIEURS,

« La tuberculose est curable par la cure d'air faite hors des villes. C'est là un point qui n'est, aujourd'hui, mis en doute par personne dans le Corps médical.

« Les malades des hôpitaux sont trop nombreux pour compter être admis dans les sanatoriums privés qui pourraient être fondés dans notre région. D'autre part, nous comprenons que l'administration des hôpitaux ne peut pas songer à faire construire un sanatorium pour nos malades, car la dépense d'une telle installation dépasserait plusieurs centaines de mille francs.

« Cependant, il est de toute nécessité que nos malades tuberculeux bénéficient des progrès de la thérapeutique au même titre que nos malades de la clientèle que nous envoyons faire la cure dans les campagnes environnantes.

« Nous vous demandons, Messieurs, de mettre, au plus tôt, à l'étude, le projet qui consiste à installer aux environs de Rouen, sur les hauteurs de Boisguillaume, ou de Bihorel, ou du Mont-aux-Malades, ou de Bonsecours, etc., un service spécial de tuberculeux.

« Pour organiser un sanatorium, il n'est pas absolument nécessaire de *construire* un bâtiment spécial. Un sanatorium est créé par cela même qu'un *abri, au grand air*, est donné aux malades et qu'une discipline spéciale leur est imposée. Et, de même que nos clients font la cure dans n'importe quelle maison de campagne, de même nos malades indigents peuvent trouver une grande amélioration ou la guérison même, dans n'importe quel bâtiment bien situé à la campagne.

« Nous vous proposons donc, Messieurs, d'acheter dans une commune rurale, voisine de Rouen, une maison vaste avec jardin ou verger, où pourraient être installés une cinquantaine de malades.

« Nous insistons sur la nécessité de prendre une résolution ferme et de l'appliquer rapidement. Les résultats heureux qu'on obtient dans la clientèle ne rendent que plus pénible, aux yeux des médecins, le sort des tuberculeux indigents pour lesquels on ne peut rien faire actuellement dans nos hôpitaux [1].

« Veuillez agréer, etc. »

L'administration se mit immédiatement en campagne. Notre nouveau Directeur, M. Le Hénaff, mit au service de notre idée toute son activité, et il nous propose déjà trois emplacements dont nous étudierons les qualités et les défauts.

Donc, tout porte à croire que, très prochainement, un certain nombre de nos tuberculeux vont être installés à la campagne. Un très grand progrès aura été fait. Il peut marquer une ère nouvelle, une véritable révolution dans notre vieille thérapeutique.

Dans notre pensée, il s'agit cependant encore d'une expérience à faire. Il faut bien se garder de conclure avant d'avoir vu, de ses yeux, les résultats.

M. le Dr Lachâtre (de Chantelle) a publié dans le *Centre médical* (1er mars 1901) une idée fort ingénieuse que je demande la permission de reproduire ; elle corrobore la nôtre. Dans tous les départements, il existe un grand nombre d'hospices cantonaux qui servent à abriter quelques vieillards, rarement des malades. Ces hospices possèdent des locaux vides, de grands jardins, un personnel inactif. Pourquoi les Conseils généraux ne distribueraient-ils pas les tuberculeux des villes par petits groupes dans ces hôpitaux, véritables maisons de campagne ? Ils seraient sous la surveillance des médecins de la localité, ils auraient l'air, la bonne nourriture, le repos. Ils n'ont pas besoin d'autre chose [2].

Si je ne me trompe, M. le professeur Grancher a signé quelque part cette boutade :

« On parle beaucoup de tuberculose, et chaque peuple s'efforce
« d'opposer une barrière à la marche envahissante ¦ cette ma-
« ladie. L'Allemand lutte contre elle par le « sanatorium » et
« l'Anglais par le bifsteak et le tennis. Je préfère la méthode
« anglaise, plus agréable et plus efficace. »

---

[1] Deux de nos collègues des hôpitaux, MM. Nicolle et Halipré, n'ont pas cru devoir souscrire à notre demande et, de concert avec les quatre médecins adjoints, ils ont rédigé une demande légèrement différente : ils préconisent la construction de bâtiments spéciaux.

[2] Cette proposition a fait le sujet d'une lettre adressée à M. le Préfet et publiée dans la « Normandie Médicale » du 1er avril

Paradoxe, peut-être. Mais le paradoxe, c'est la vérité de demain.

CONCLUSIONS

Nous considérons :

1° Que, pour empêcher l'éclosion de la tuberculose, il faut s'adresser à ses causes, qui sont : l'alcoolisme, le confinement dans les maisons urbaines, la sédentarité dans les ateliers et les collèges, la vie dans les villes, l'ignorance des lois de l'hygiène ;

2° Que, pour parer au plus pressé, pour enrayer la marche de la maladie, pour sauver les malades susceptibles de guérison, il faut les transporter hors des villes et les soumettre à une aération continue ;

3° Que le sanatorium construit à grands frais n'est pas indispensable pour appliquer ce traitement ;

4° Que nombre de malades de fortune modeste se guérissent en faisant la cure purement et simplement à la campagne ;

5° Que, par conséquent, les indigents des hôpitaux peuvent bénéficier de la même méthode ;

6° Qu'un sanatorium est *créé* par cela même qu'un abri au grand air est donné aux malades.

Nous proposons :

L'installation des tuberculeux curables des hôpitaux, soit dans des bâtiments déjà existants achetés ou loués par l'assistance publique en dehors de la ville, soit dans les petits hospices cantonaux transformés en « sanatoriums de fortune. »

Nous concluons :

Donc, pour les tuberculeux indigents, ne *construisez* pas de sanatoriums, mais *créez* en partout.

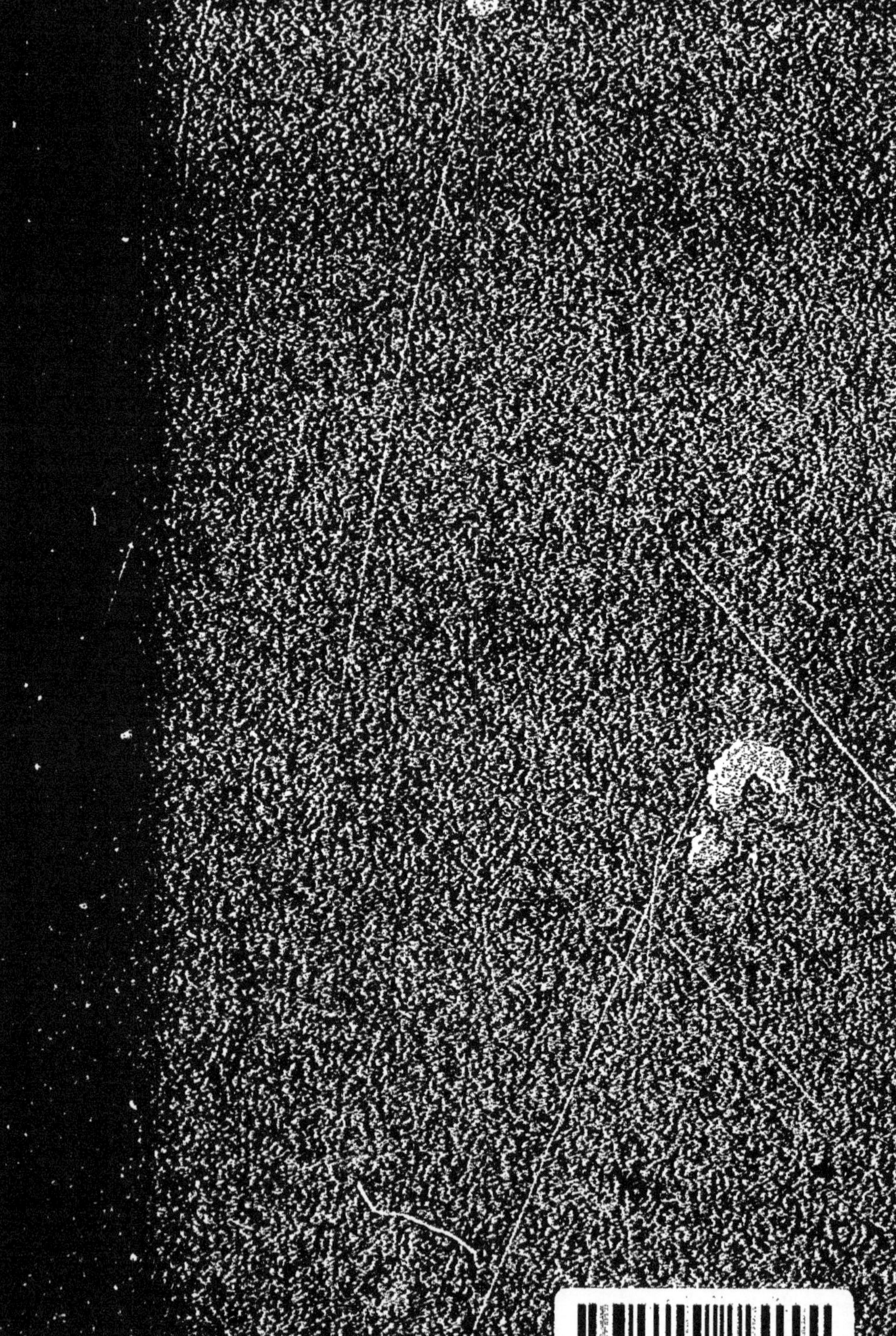

www.ingramcontent.com/pod-product-compliance
Ingram Content Group UK Ltd.
Pitfield, Milton Keynes, MK11 3LW, UK
UKHW021722130726
13696UKWH00006B/2480